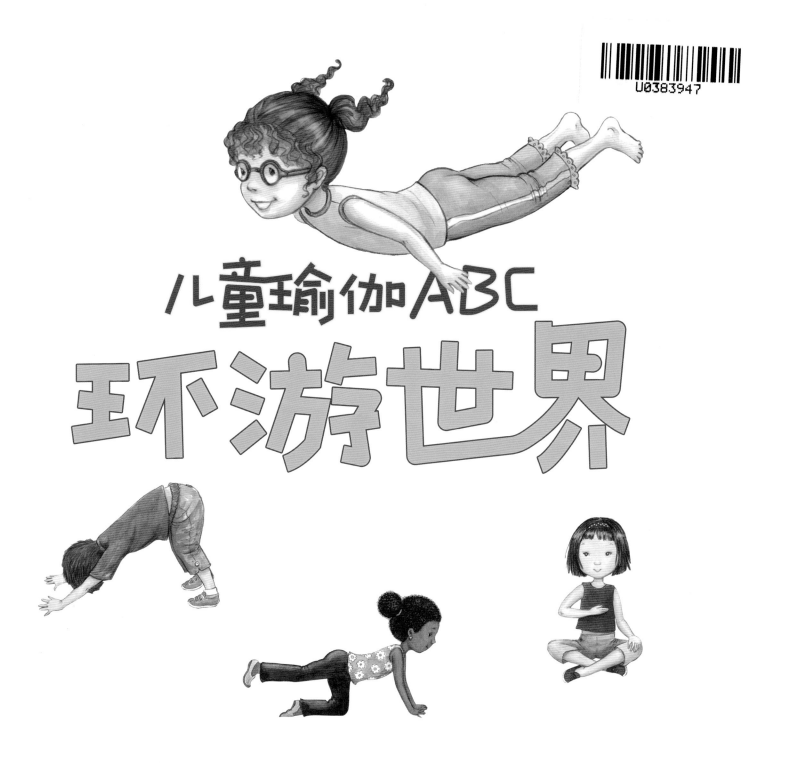

儿童瑜伽ABC

环游世界

(美)特蕾莎·安妮·鲍尔 著 　　 (美)凯瑟琳·里茨 绘 　　 孙腾 译

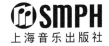
SMPH
上海音乐出版社

特蕾莎·安妮·鲍尔　她的书已在全球销售超过**25万**册。作为获奖作者、著名瑜伽专家，特蕾莎致力于分享帮助儿童、父母和教育工作者丰富生活和压力管理的方式和技巧。特蕾莎曾多次在美国的新闻媒体中接受采访，如《早安美国》《育儿》《读者文摘》、洛杉矶福克斯 11 频道、世界电视台等。特蕾莎是两个屡获殊荣的畅销丛书"小老鼠历险记"和"儿童瑜伽ABC"的作者，还是"国际儿童瑜伽日"的创始人，该节日在每年四月的第一个星期五全球同步庆祝。

凯瑟琳·里茨　居住在美国伊利诺伊州的芝加哥，她钟爱绘画，尤其是为儿童读物绘配插图。

本书是国际畅销丛书"儿童瑜伽ABC"的新作，是儿童、父母、教育工作者一起阅读的好书。书中有许多适合儿童的趣味知识，鼓励他们识字，将健康运动的理念融入日常生活中，为他们带来欢乐和喜悦。通过本书可以学习多个国家语言中的"你好"、字母表和简单的瑜伽姿势（如考拉、猴子、眼镜蛇和犬式等），非常适合**3~8**岁儿童练习。

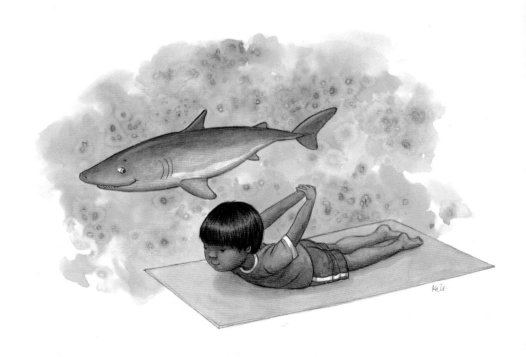

前　言

2016年，我创立了"国际儿童瑜伽日"（International Kids' Yoga Day），通过瑜伽来提高人们对于儿童健康和体能的意识。首届国际儿童瑜伽日有来自46个州和21个国家超过25,000名的儿童参加，他们在同一天的同一时间进行了5分钟的瑜伽练习。

结果非常神奇。世界各地的学校、瑜伽工作室和儿童保育机构，官方的"大使"和数不清的在家跟练的人们一起，带领学生们完成了一项特别设计的5分钟瑜伽练习。这项练习就是根据我的第一本书《儿童瑜伽ABC：初识字母》设计的。完成之后，孩子们获得了专门的证书和一套5分钟的动作，可以常年练习。

国际儿童瑜伽日的巨大成功激发了我撰写这本书，进一步呼吁大家关注这项有价值的事业。如果我们的下一代能够学会自我平静，同时构建力量和毅力，我们的世界将会更加美好。《儿童瑜伽ABC：环游世界》同时向我们的多样性和统一性献礼。

世界上有近200个国家和大约60个地区。这本书按字母顺序列出了其中许多地区。由于没有以字母"X"开头的国家，为了完整地排列字母，我冒昧地将中国著名的古都西安包括在内。希望你们在学习世界各地文化的同时，愉快地进行简单的瑜伽练习！

祝健康，

特蕾莎·安妮·鲍尔

Aa
Australia 澳大利亚

你好（*Gi day*），来自袋鼠和考拉故乡的问候。

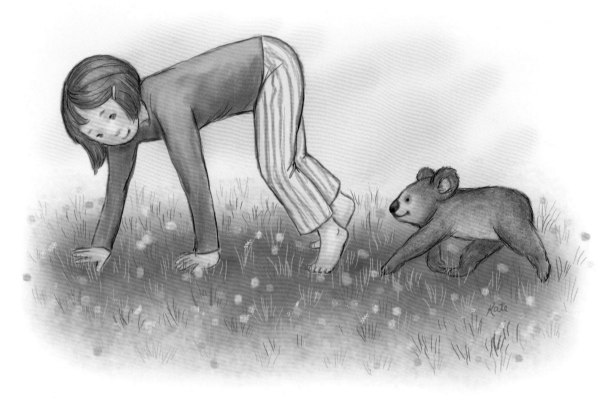

KOALA 考拉

双手和双脚着地，
我向前看，不做声响。
然后开始用不同侧的手和脚走路。
伸展身体真是一种享受！
先向前伸左腿，然后向前伸右手。
我是一只迷人的考拉。

Bb
Brazil 巴西

你好（Ola），来自巴西的问候，这个讲葡萄牙语的国家有许多种美丽的鸟类，其中数量最多的是美洲鸵鸟。

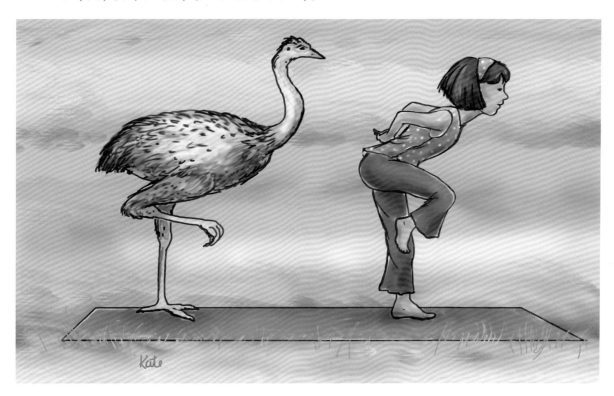

RHEA 美洲鸵鸟

为了化身一只美丽的美洲鸵鸟，我必须保持冷静和平衡。

站直身体，一条腿弯曲，脚跟贴在大腿内侧，试着保持单脚平衡。

接着我双手祈祷式，身体向前倾，手臂放在身后，

保持脊椎挺直，不驼背。

我是一只奇妙的、不能飞行的鸟儿，

前伸颈部保持平衡，下巴高昂。

Cc
Canada 加拿大

你好（*Bonjour*），来自加拿大的问候。这里有两种官方语言——法语和英语，也是一种中等体型猫科动物加拿大猞猁的家园。

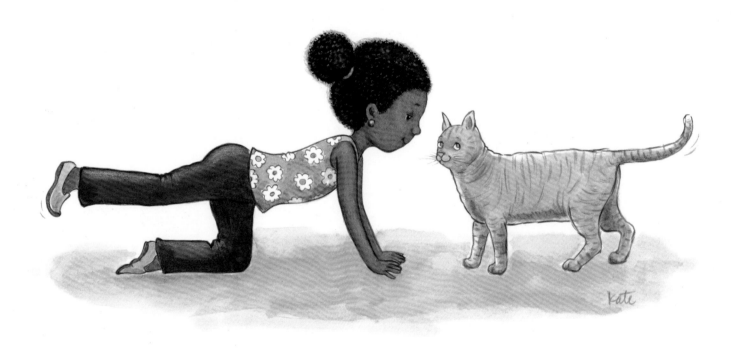

CAT 猫

我的双手和膝盖着地，
变成了一只猫。
伸直一条腿当作尾巴，
嘴中念道："喵呜。"
就像这样！

Cc
China 中国

你好（*Ni Hao*），来自中国的问候。这里是濒临灭绝的扬子鳄的家园，也是造纸术、风筝和足球的发源地。

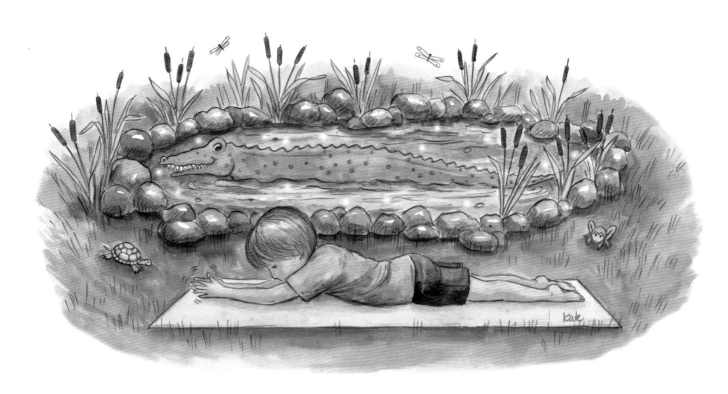

ALLIGATOR 鳄鱼

肚子朝下，
我是一条饥饿的鳄鱼。
张开手掌"咔嚓"一声，
抓住周围的一切。

Dd
Denmark 丹麦

你好（*Hej*），来自丹麦的问候，一个以旋转风车而闻名的北欧国家。

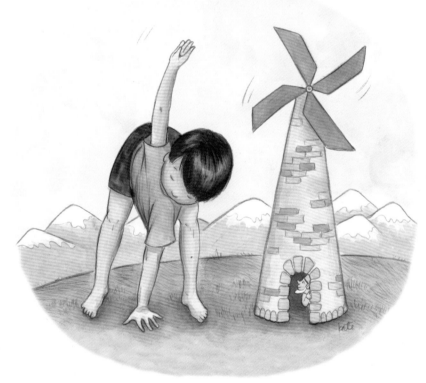

WINDMILL 风车

双脚分开，双腿微微弯曲站立，
一只手放在地面，与心脏在一条直线上。
另一只手伸向天空，尽可能地延伸并保持高度。
数到"3"，换另一边的手臂。
我是一座风车，自由自在旋转。

Ee
Egypt 埃及

你好（*Marhaba*），来自这个地中海国家的问候。这里使用的是阿拉伯语，也是神秘的吉萨狮身人面像的故乡。

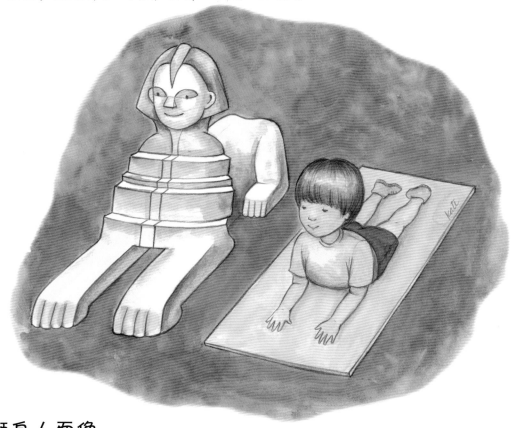

SPHINX 狮身人面像

埃及狮身人面像，是狮子和人的组合。
它由石头制成，趴在沙漠里一动不动。
我双腿伸直，小臂紧贴地面，
注视着前方，不发出一点儿声音，
仿佛时间凝固了。

Ff
France 法国

你好（*Bonjour*），来自法国的问候。在这里你可以穿过世界上最高的吊桥，比埃菲尔铁塔还要高。

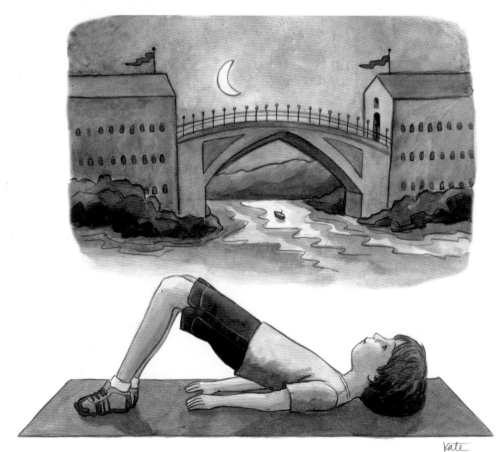

BRIDGE 桥

我仰卧在地上，弯曲着膝盖，把臀部抬高，
让身体做出桥的形状，然后保持并呼吸。
手臂放在身体两侧，沿着地面伸直，
肩膀向下压，把身体再抬高一点儿。

Gg

Greece 希腊

你好（*Yassas*），来自希腊的问候。在这里，海豚作为希腊文明的一部分已经有3000多年历史，它们活泼的形象出现在许多古代壁画、陶器、硬币和珠宝上。

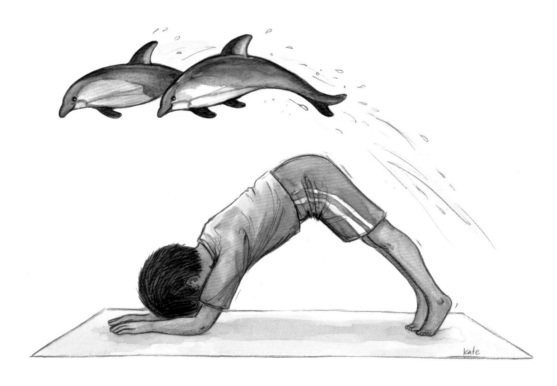

DOLPHIN 海豚

我是一只喜欢在海中遨游的海豚。
我坐在脚跟上，双臂在面前伸展。
然后蹬直双腿，让小臂贴在地板上。
我看向双脚，这样脖子就不会痛了。

Gg
Guahan 关岛

你好（*Hafa Adai*），来自关岛的问候。它是一个位于太平洋上的岛屿，母语是查莫罗语，岛花是美丽的三角梅。

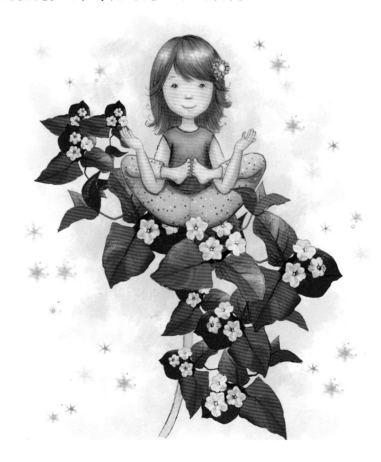

FLOWER 鲜花

我是一朵美丽的花，在阳光下茁壮成长。
就像老师说的，瑜伽真的很有趣！
我坐在地上，双脚相触，注意背部不能弓。
抬起双腿，手臂穿过膝盖下方，
在坐姿上保持平衡，坚持数到"3"。

Pp
Peru 秘鲁

你好（*Hola*），来自秘鲁的问候。在那里，可以看到小绒猴在秘鲁亚马逊雨林中玩耍。

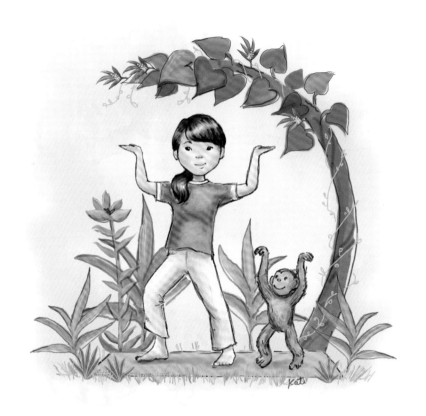

MONKEY 猴子

身体站直，目视前方，手臂打开侧举，双腿与肩同宽。

我是一只骄傲的猴子。

右脚转动，膝盖微屈，

弯曲手肘和手腕，慢慢数到"3"。

掌心向上对着天空，专注于前方，让思想飞翔。

Oo
Oman 阿曼

你好（*Marhaba*），来自这个中东国家的问候。在这里你可以找到世界上6种火烈鸟中的2种。

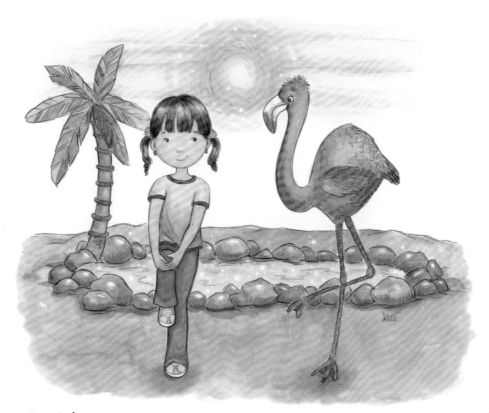

FLAMINGO 火烈鸟

身体站直，抬一条腿，手握膝盖，
像火烈鸟一样保持平衡，尽可能地稳定。
眼睛专注看向前方，真是优雅极了。
我静静地保持身姿，不发出一丝声响。
先保持一边平衡，再换腿，尝试另外一边。

Nn
Norway 挪威

你好（*God dag*），来自挪威的问候。在挪威的海岸经常会看到玩耍的欧亚水獭。

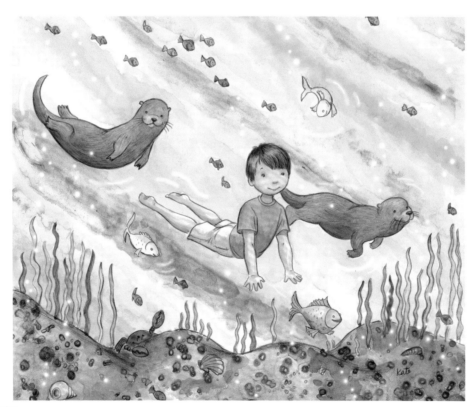

OTTER 水獭

我是一只活泼的水獭，在水中快乐地追逐鱼儿。

我趴在地上，手臂在身前。

双腿平放，躯干向远处伸展。

我缓缓用双手推起身体，抬高头和胸部，

然后再高一点点。

Mm
Mexico 墨西哥

你好（*Hola*），来自墨西哥白色沙滩的问候。每年海龟都会来这里筑巢。

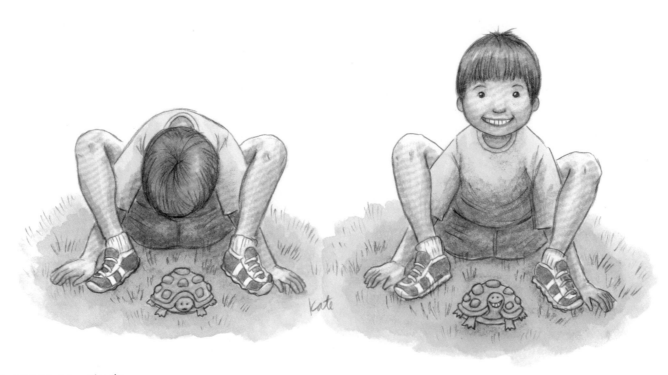

TURTLE 海龟

从坐姿开始，弯曲双膝，打开双腿。

我变身成一只害羞的海龟，背着一只可以藏身的龟壳。

我双脚平放在地上，将手臂穿过膝盖下方，

低头看着自己的肚子，数着"1、2、3！"

然后慢慢地从"龟壳"中探出头来，

眼前是无比美好的世界。

Mm
Malaysia 马来西亚

你好（*Hello*），来自赤道以北的马来西亚热带岛屿的问候。在周围波光粼粼的海水中，你可能会看到鲸鱼、双髻鲨或礁鲨。

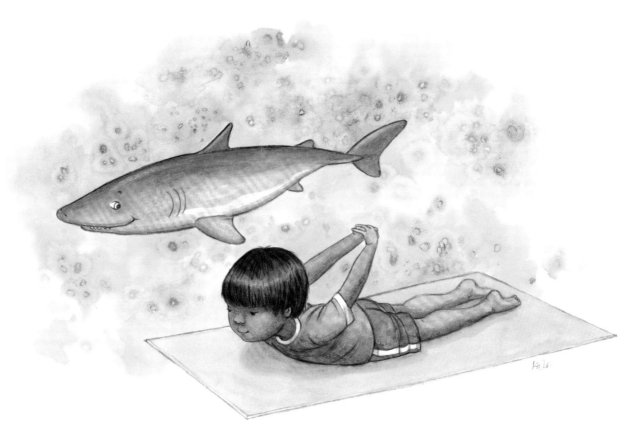

SHARK 鲨鱼

我是一条隐秘的鲨鱼，在大海中巡游。

我趴在地面上，双腿向后伸直。

我手指交叉，抬起手臂，挺起胸膛。

当我乘风破浪时，所有人都能看到我的背鳍。

Ll
Liberia 利比里亚

你好（*Hello*），来自利比里亚的问候。这里有非洲象，官方语言是英语。

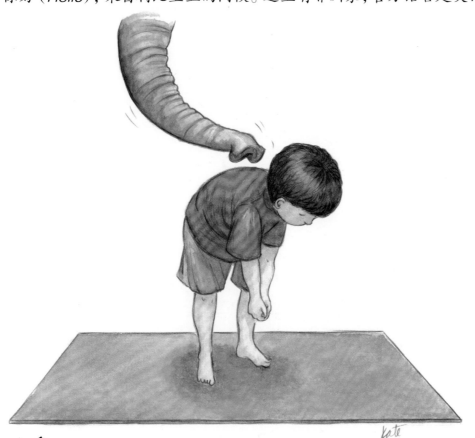

ELEPHANT 大象

我是一头威武巨大的大象！
在站立的姿势上向前弯腰，
迈着沉重的步伐向前行走。
我十指交叉，
用手臂来做"象鼻"。
我轻轻摇摆"象鼻"，
每一步都发出"嘭"的声音。

Kk
Kenya 肯尼亚

你好（*Jambo*），来自肯尼亚的问候。那里讲斯瓦希里语，非洲狮骄傲地在草原上漫步。

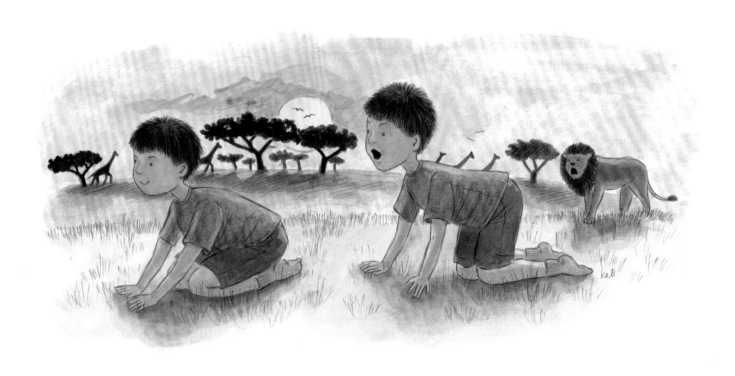

LION 狮子

我双膝跪地，胸口贴近大腿，
我仰望天空，准备向前跳跃。
当数到"3"时，我大叫一声："吼！"
丛林之王就是我，我是大狮子！

Jj
Japan 日本

你好（*Konnichiwa*），来自日本的问候，这里美丽的樱花树在春天盛开，吸引着成群结队的人到公园、花园和河边欣赏。

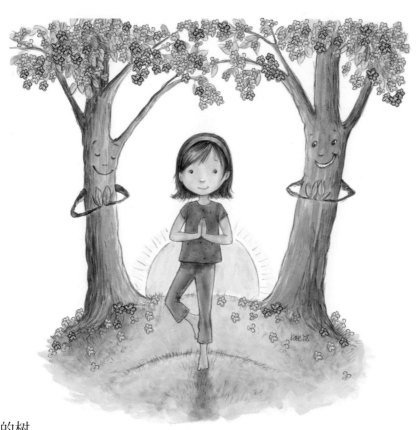

TREE 树

我是一棵古老而坚实的树，
树根深深地扎在我的脚下。
我弯曲一条腿，把脚放在另一条腿上。
保持平衡可能有些困难，但我想试一试！
我专注于一个点上，瑜伽真的可以提高我的专注力！

Ii
Israel 以色列

你好（*Shalom*），来自以色列的问候。你可以在这里品尝美味的食物，比如沙拉三明治和鹰嘴豆泥，也许还能遇到中东树蛙。

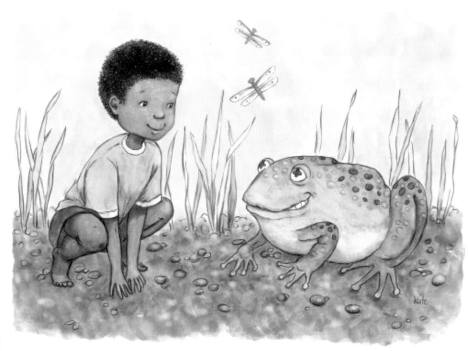

FROG 青蛙

我双腿分开蹲下来，
就像一只大肚子的青蛙。
把手臂放到膝盖内侧，然后跳起来，
大叫三声——"呱！呱！呱！"

Ii

Italia 意大利

你好（*Buon giorno*），来自意大利的问候。在这里，你可以和科西嘉岛野兔一起跳跃，这是一种在意大利南部和中部地区的稀有动物。

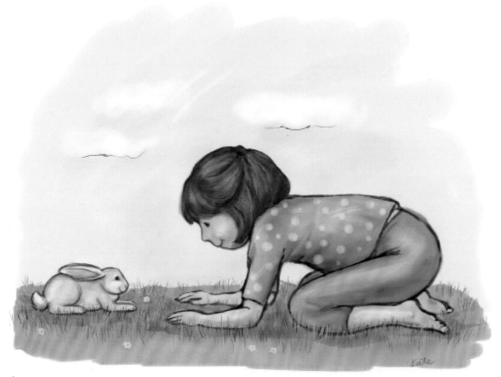

HARE 野兔

我是一只有着长长耳朵的野兔。
跳来跳去，毫不畏惧。
我弯曲膝盖，与地面平行，
保持背部平坦，静静地凝视前方。
肘部弯曲，将小臂放在地上，
保持核心紧绷，时刻准备向前跳跃。

Ii
India 印度

你好（*Namaste*），来自印度的问候。瑜伽在此起源，至今已有5000
多年的历史。孔雀是印度的国鸟，象征着优雅、欢乐、美丽和爱。

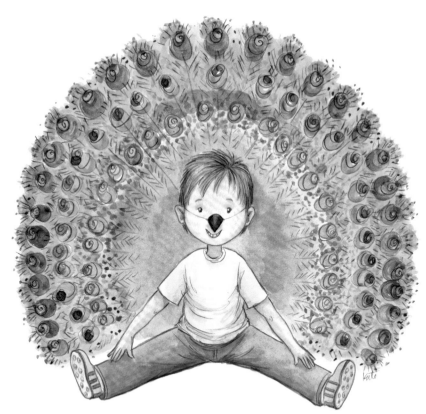

PEACOCK 孔雀

我是一只色彩斑斓的孔雀，傲然坐立。
我挺直了背部，就像靠在墙面一样。
我尽可能地分开双腿，
感受着从头到脚的伸展。

Hh
Hungary 匈牙利

你好（*Szia*），来自匈牙利的问候。首都是布达佩斯，在这里你可能会遇到一种名叫维希拉的匈牙利猎犬。

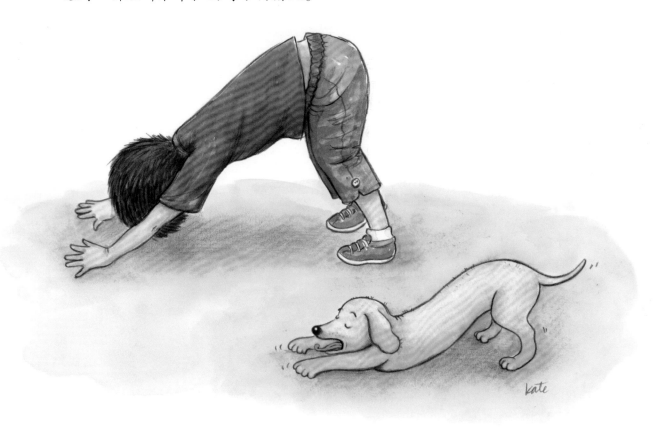

DOG 狗

我是一只小狗，正在做睡醒后的伸展。
我双手双膝着地，伸直我的双腿，
抬起我的臀部，张开所有的手指。
低头看去，能看到我的脚趾，
我专注地用鼻子，一进一出地呼吸。

Qq
Qatar 卡塔尔

你好（*Marhaba*），来自卡塔尔的问候。你可以在这里观看精彩的骆驼比赛，还会遇到沙漠刺猬。

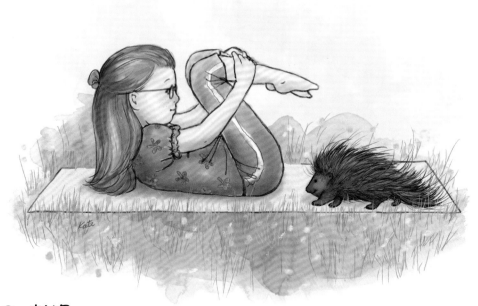

HEDGEHOG 刺猬

为了变身一只刺猬，我背朝下躺在地板上，
弯曲膝盖靠近胸部，保持核心收紧。
双手交叉抱腿，用鼻子吸气，然后呼气，
这个有趣的瑜伽姿势让我放松身体。
然后把额头贴到膝盖上，给自己一个拥抱，
深呼吸，数到"8"，保持姿势。

Rr
Russia 俄罗斯

你好（*Zdras-tvuy-te*），来自世界上最大的国家俄罗斯的问候。那里生活着许多种类的淡水鱼和海水鱼。

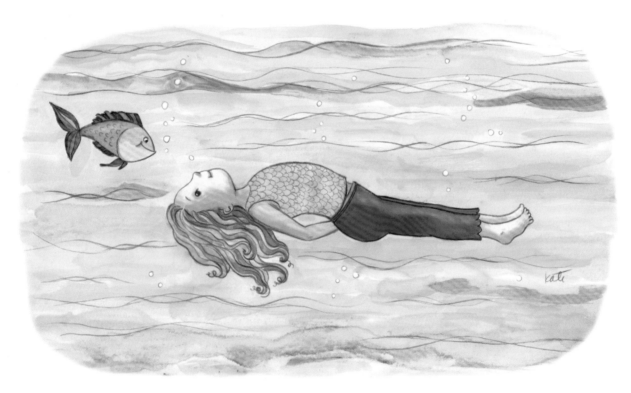

FISH 鱼

我是一条鱼，在深海游弋。
仰卧在水中，想象身边萦绕着海水。
手臂放在身体下，挺胸向着天花板。
这感觉真的非常棒！
我头顶着地，静静地向上方望去。

Ss
Spain 西班牙

你好（*Hola*），来自西班牙的问候。那里有超过563种鸟类在比利牛斯山脉上翱翔。

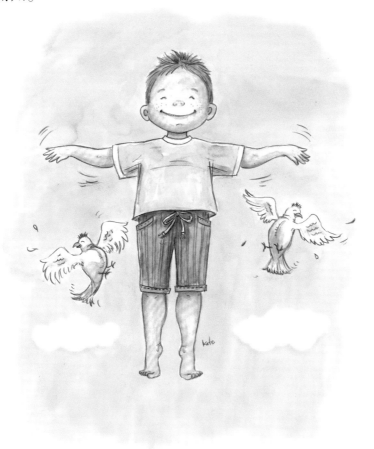

BIRD 鸟

我踮起脚尖，像一只准备飞翔的鸟儿。
我不停地挥舞着"翅膀"，试着飞起来!

Tt
Thailand 泰国

你好（*Sawaddee ka*），来自泰国的问候。单目眼镜蛇在这个东南亚的热带国家蜿蜒爬行。

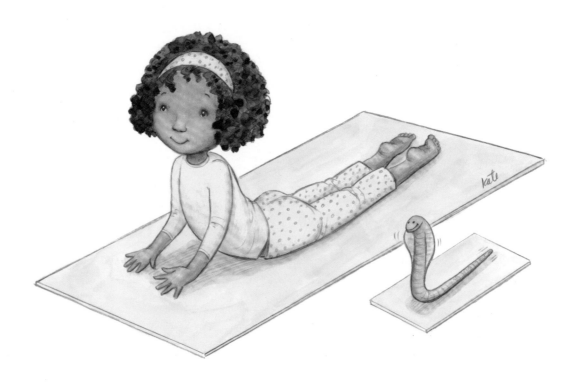

COBRA 眼镜蛇

"嘶，嘶……"我是一条蛇，
趴在地面上，在炽热的阳光下晾晒。
手肘弯曲靠近身体，挺起胸脯，
满是眼镜蛇的骄傲。

Uu
The United Kingdom 英国

你好（*Hello*），来自英国的问候。这里是白金汉宫和伊丽莎白二世女王的故乡。

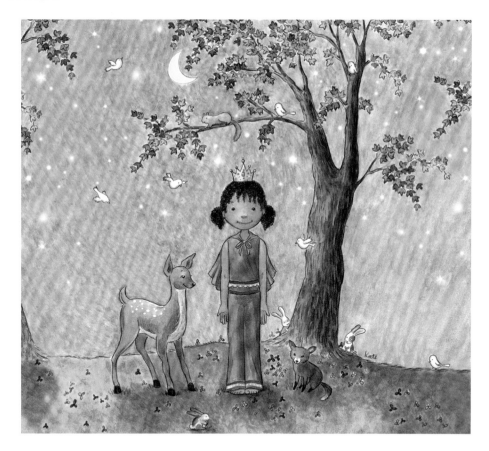

QUEEN 女王

我是一位女王，备受人们尊崇和景仰。

我昂首挺胸地站立着，确保自己的呼吸正确。

我把肩膀向后打开，正视前方，

慢慢地数到"8"。

Uu
United States 美国

你好（*Hello*），来自美国的问候。在这里，白头鹰象征着自由、长寿和强大的力量。

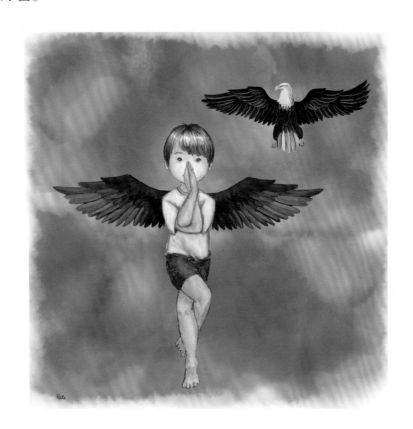

EAGLE 鹰

在站姿上把双臂举过头顶，我是一只展翅高飞的鹰。
我慢慢地将右臂勾住左肘，尝试将手指交叉并下蹲。
慢慢地，将右腿绕过左腿，瑜伽让我一点一点地变得更加灵活，
凝视前方，数到"8"，鹰式动作让我感觉非常棒！
然后换边做，我泰然处之。

Vv
Vietnam 越南

你好（*Chào*），来自一个东南亚国家的问候。在这里，黑头白鹮飞越沼泽湿地与海岸。

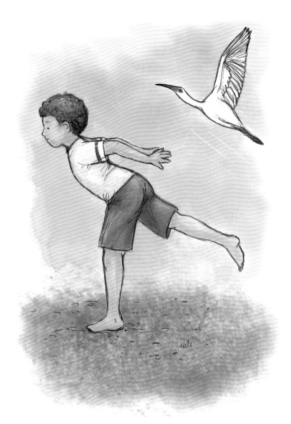

IBIS 鹮

静静地站着，一动不动。

我是一只漂亮的鹮，有着长长的向下弯的喙。

向前看，抬起右腿与地面平行。

然后将双臂放在身后，数到"4"。

左腿保持平衡，

用鼻子深吸一口气，

感受从头到脚的伸展。

Ww
Western Sahara 西撒哈拉

你好（*Hola*），来自沙漠地区的问候。它所在的地方是世界上最大的热带沙漠之一，覆盖了非洲北部的大部分面积。沙漠巨蜥是一种分布于西撒哈拉的蜥蜴。

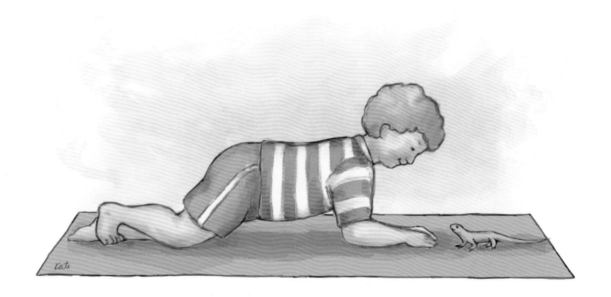

LIZARD 蜥蜴

趴下来，肘部弯曲，平视前方。
背部挺直，十指张开。
把腿抬离地面，弯曲膝盖，
不发出半点声响。
捕食者无处不在，我必须保持警惕，
我是沙漠中的一只沙漠巨蜥。

Xx

Xi'an 西安

你好（*Ni Hao*），来自西安的问候。中国著名的古都之一，兵马俑的故乡。

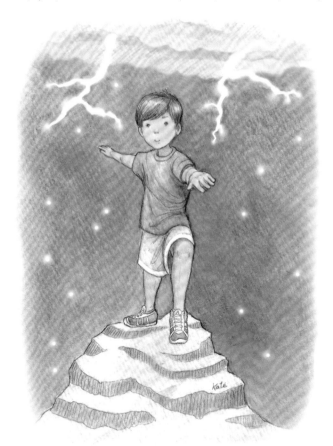

WARRIOR 勇士

我是一名勇士，自豪而强壮。
我分开双脚，双臂伸展，
向远处延伸。
前脚脚尖冲向前方，
前腿膝盖弯曲，
正如大家看到的，
勇士姿势威武又强力！

Yy
Yemen 也门

你好（*Marhaba*），来自阿拉伯半岛南部的问候。这里有200多个岛屿和117种不同种类的彩色蝴蝶。

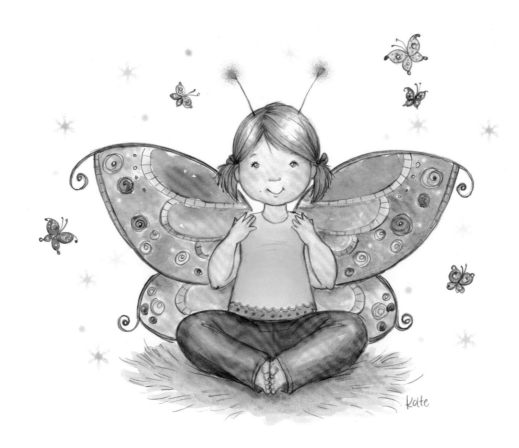

BUTTERFLY 蝴蝶

我的脚心相对，眼睛直视前方。

两只手搭在肩膀上，像蝴蝶一样展开翅膀。

Zz

Zimbabwe 津巴布韦

你好（*Mhoro*），来自津巴布韦的问候。著名的莫西奥图尼亚瀑布位于赞比西河上，非常雄伟壮观。

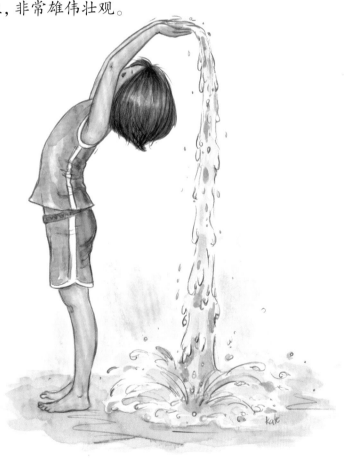

WATERFALL 瀑布

我抬起手臂，挺直身体，形成一个流动的瀑布形状。
当指尖伸向天空时，我望向高举的双手。
身体尽可能地向后伸展，让身心轻轻地开始流动。

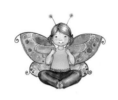

The ABCs of Yoga for Kids Around the World
Copyright © 2017 by Teresa Anne Power
The simplified Chinese translation rights
arranged through Rightol Media
（本书中文简体版权经由锐拓传媒旗下
小锐取得 Email:copyright@rightol.com ）

图字：09-2023-0338 号

图书在版编目（CIP）数据

儿童瑜伽 ABC：环游世界 /［美］特蕾莎·安妮·鲍尔著；孙腾译 . – 上海：上海音乐出版社，2023.8
书名原文：*The ABCs of Yoga for Kids Around the World*
ISBN 978-7-5523-2629-1

Ⅰ . 儿… Ⅱ . ①特… ②孙 Ⅲ . 瑜伽 – 儿童读物 Ⅳ . R161.1-49

中国国家版本馆 CIP 数据核字（2023）第 094808 号

书　　名：儿童瑜伽 ABC：环游世界
著　　者：［美］特蕾莎·安妮·鲍尔
绘　　画：［美］凯瑟琳·里茨
译　　者：孙　腾

责任编辑：王子扬
责任校对：满月明
装帧设计：何　辰　孙　腾

出　　版：上海世纪出版集团　上海市闵行区号景路 159 弄 201101
　　　　　上海音乐出版社　上海市闵行区号景路 159 弄 A 座 6F 201101
网　　址：www.ewen.co
　　　　　www.smph.cn
发　　行：上海音乐出版社
印　　订：上海盛通时代印刷有限公司
开　　本：787×1092　1/12　印张：3　图、文：36 面　插页：5 页
2023 年 8 月第 1 版　　2023 年 8 月第 1 次印刷
ISBN 978-7-5523-2629-1/J·2432
定　　价：88.00 元

读者服务热线：(021) 53201888　印装质量热线：(021) 64310542
反盗版热线：(021) 64734302　(021) 53203663
郑重声明：版权所有　翻印必究